Sälzer, Neuhoff, Petersilka, Ehmke

Arbeitshandbuch Parodontologie
Band 1:
Konservative Therapie

AF280650

Arbeitshandbuch Parodontologie

Band 1:

Konservative Therapie

Sonja Sälzer
Dorothee Neuhoff
Gregor Petersilka
Benjamin Ehmke

Poliklinik für Parodontologie
Westfälische Wilhelms-Universität Münster

Zahnärztekammer Westfalen-Lippe

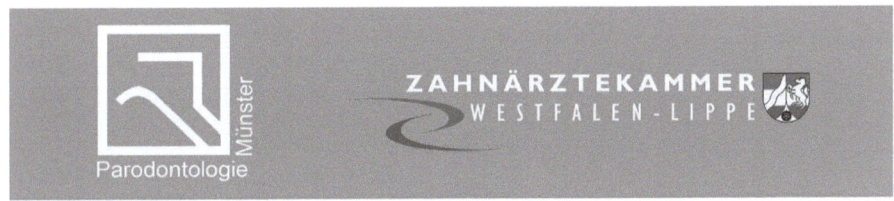

Bibliografische Information der Deutschen Bibliothek:
Die Deutsche Bibliothek verzeichnet diese Publikation in der Deutschen
Nationalbibliografie; detaillierte bibliografische Daten sind im Internet über
http://dnb.ddb.de abrufbar.

Herstellung und Verlag: Books on Demand GmbH, Norderstedt

Umschlaggestaltung: Dr. Sonja Sälzer, Münster

Zeichnungen: Wilfried Schröder, Münster

ISBN: 9-783833-498480

Dr. Sonja Sälzer
Fachzahnärztin für Parodontologie
Leiterin Phantomkurs und Kurs I der Parodontologie
Poliklinik für Parodontologie
Zentrum für Zahn-, Mund- und Kieferheilkunde
Westfälische Wilhelms-Universität Münster
Waldeyerstr. 30
48149 Münster

Dipl.-DH Dorothee Neuhoff
Leiterin Ausbildungskurs zur DentalhygienikerIn
Zahnärztekammer Westfalen-Lippe
Auf der Horst 25
48147 Münster

PD Dr. Gregor Petersilka
Fachzahnarzt für Parodontologie
Gemeinschaftspraxis in Würzburg
Haugerpfarrgasse 7
97070 Würzburg

PD Dr. Benjamin Ehmke
Fachzahnarzt für Parodontologie
Kommissarischer Leiter der Poliklinik für Parodontologie
Zentrum für Zahn-, Mund- und Kieferheilkunde
Westfälische Wilhelms-Universität Münster
Waldeyerstr. 30
48149 Münster

Inhaltsverzeichnis

Vorwort..9

Ziel der Parodontitistherapie...11

Klassifikation...12

Behandlungsablauf..18

Arbeitshaltung...19

Befund...21

    Klinische Befunderhebung...21
        Extraoraler Befund...21
        Intraoraler Befund..21
        Parodontaler Screening Index (PSI)..21
        Plaque-Index (PI)...24
        Parodontalstatus...25
        Taschensondierungstiefe (TST)..25
        Blutung auf Sondierung (BAS)...26
        Rezessionen...27
        Furkation..28
        Mobilität...29
    Röntgenologische Befunderhebung...31
    Mikrobiologische Befunderhebung...32

Sub- und supragingivales Debridement...33

    Hand- versus Schall-/Ultraschallinstrumente 33
    Debridement mit Handinstrumenten..35
        Instrumente...35
        Schärfen...38
        Vorgehen beim manuellen Debridement mit Gracey-Küretten....44
    Debridement mit Schall- und Ultraschallscalern..............................52
        Instrumente...52
        Vorgehen beim Debridement mit Schallscalern.........................53
    Kontrolle der Wurzeloberfläche nach Debridement..........................57
    Politur...58
        Politur mit Polierkelch...58
        Politur mit Luft-Pulver-Wasserstrahl...59

Literatur...63

Weiterführende Literatur..63

Index..64

Vorwort

Die Parodontitis zählt zu den häufigsten Volkskrankheiten, deren Prävalenz entsprechend der aktuellen deutschen Mundgesundheitsstudie (DMS IV) deutlich zunimmt. Folglich kommt der Prävention und Therapie parodontaler Erkrankungen in der Zahn-, Mund- und Kieferheilkunde ein immer bedeutenderer Stellenwert zu. Neben einer an den Patientenfall angepassten Diagnostik ist eine adäquate mechanische antiinfektiöse Therapie von großer Bedeutung. Die mechanische Therapie stellt die Grundlage sowohl für die Vorsorge und aktive Behandlung als auch für die Nachsorge dar.

Dieses Handbuch soll den Behandlungsverlauf instruktiv in Form einer Arbeitsanleitung aufzeigen. Darüber hinaus erfordert die Therapie parodontaler Erkrankungen umfassende Kenntnisse bezüglich deren Ätiologie und Pathogenese. Diese sollten in entsprechenden Lehrbüchern nachgelesen werden. Somit soll dieses Buch nicht als Lehrbuchersatz, sondern vielmehr als eine praxisrelevante Ergänzung – Arbeitshandbuch – dienen.

Münster, Juni 2007   *Sonja Sälzer*

Ziel der Parodontitistherapie

Einen wichtiger Faktor in der Ätiologie parodontaler Erkrankungen spielt der bakterielle Biofilm, die so genannte Plaque. Entsprechend dem momentanen Kenntnisstand ist die Desintegration der Plaque zur Zeit die effektivste Methode zur Prävention und Therapie sowohl der Gingivitis als auch der Parodontitis.

- Ziele der Gingivitistherapie

    - Restitutio ad integrum (Wiederherstellung des früheren Zustandes)

    - Prävention einer Parodontitis

- Ziele der Parodontitistherapie

    - Erhaltung des vorhandenen Attachmentniveaus bzw. Verlangsamung der Progression

    - Prävention von Zahnverlusten

    - Regeneration des Parodontiums soweit möglich

Parodontale Maßnahmen sind Voraussetzung für weitere therapeutische Eingriffe in anderen Gebieten der Zahnmedizin, z. B. vor konservierenden, kieferorthopädischen und prothetischen Eingriffen.

Klassifikation

International workshop for a classification of periodontal diseases and conditions (1999) (1)

I. Gingivale Erkrankungen

A) Plaqueinduzierte Gingivopathien

    1. Ausschließlich plaqueinduzierte Gingivitis

        a. Ohne andere lokale Faktoren

        b. Mit lokal verstärkenden Faktoren

    2. Plaqueinduzierte Gingivitis, durch systemische Faktoren modifiziert

        a. Endokrine Faktoren

            i. Pubertätsgingivitis

            ii. In Zusammenhang mit Menstruationszyklus

            iii. In Zusammenhang mit Schwangerschaft

               - Gingivitis

               - Pyoloma pyogenicum

            iv. In Zusammenhang mit Diabetes mellitus

        b. In Zusammenhang mit hämatologischen Erkrankungen

            i. Leukämie

            ii. Andere

    3. Plaqueinduzierte Gingivitis, durch Arzneimittel modifiziert

        a. Medikamentös beeinflusste Gingivohyperplasien

            i. Nifedipin

            ii. Cyclosporin

            iii. Phenytoin

        b. Medikamentös beeinflusste Gingivitis

            i. Orale Kontrazeptiva

            ii. Andere

4. Plaqueinduzierte Gingivitis, durch Mangelernährung modifiziert

    a. Vitamin C-Mangel

    b. Andere

B) Nicht plaqueinduzierte Gingivopathien

  1. Gingivopathien bei spezifischen bakteriellen Infektionen

    a. Infektionen mit Neisseria gonorrhoeae

    b. Infektionen mit Treponema pallidum

    c. Infektionen mit Streptococcus spp.

    d. Andere

  2. Gingivopathien bei spezifischen Virusinfektionen

    a. Herpes-Virus-Infektion

      i. Primäre Gingivostomatitis herpetica

      ii. Rezidivierender oraler Herpes

      iii. Infektionen mit Varicella-Zoster-Virus

  3. Gingivopathien bei spezifischen Pilzinfektionen

      i. Infektionen mit Candida spp.

      ii. Andere

  4. Gingivopathien mit genetischem Ursprung

    a. Hereditäre Gingivofibromatose

    b. Andere

  5. Gingivale Manifestationen systemischer Erkrankungen

    a. Mukokutane Erkrankungen

      i. Lichen planus

      ii. Pemphigoid

      iii. Pemphigus vulgaris

      iv. Erythema multiforme

      v. Lupus erythematodes

    vi.   Medikamentös induzierte mukokutane Erkrankungen

    vii.   Andere

  b. Allergische Reaktionen auf:

    i.   Materialien der restaurativen Zahnheilkunde

- Quecksilber
- Nickel
- Kunststoffe
- Andere

    ii.   Inhaltsstoffe von:

- Zahnpasten
- Mundspüllösungen
- Zusätzen im Kaugummi
- Nahrungsmitteln/-zusätzen

    iii. Andere

6. Traumatische Läsionen

    i.   Chemisch

    ii. Mechanisch

    iii. Thermisch

7. Fremdkörperreaktion

8. Nicht anderweitig spezifiziert

II. Chronische Parodontitis

A) Lokalisiert (≤ 30 % der Stellen betroffen)

1. Leichter Schweregrad (Attachmentverlust 1 – 2 mm; röntgenologischer Knochenverlust 10 – 20 % der Wurzellänge)

2. Mittlerer Schweregrad (Attachmentverlust 3 – 4 mm; röntgenologischer Knochenverlust 20 – 50 % der Wurzellänge)

3. Schwerer Schweregrad (Attachmentverlust > 4 mm; röntgenologischer Knochenverlust > 50 % der Wurzellänge)

B) Generalisiert (> 30 %)

   1. Leichter Schweregrad (Attachmentverlust 1 – 2 mm; röntgenologischer Knochenverlust 10 – 20 % der Wurzellänge)

   2. Mittlerer Schweregrad (Attachmentverlust 3 – 4 mm; röntgenologischer Knochenverlust 20 – 50 % der Wurzellänge)

   3. Schwerer Schweregrad (Attachmentverlust > 4 mm; röntgenologischer Knochenverlust > 50 % der Wurzellänge)

III. Aggressive Parodontitis

A) Lokalisiert (Attachmentverlust an mindestens 2 bleibenden Zähnen)

B) Generalisiert (Attachmentverlust an 1. Molaren und Inzisiven und mindestens 3 weiteren Zähnen)

IV. Parodontitis als Manifestation systemischer Erkrankungen

A) Hämatologische Erkrankungen

   1. Erworbene Neutropenie

   2. Leukämie

   3. Andere

B) Genetische Erkrankungen

   1. Hereditäre und zyklische Neutropenie

   2. Down-Syndrom

   3. Leukocyte Adhesion Deficiency Syndrome

   4. Papillon-Lefèvre-Syndrom

   5. Chediak-Higashi-Syndrom

   6. Histiozytosen

   7. Glykogenspeicherkrankheit

   8. Infantile genetische Agranulozytose

   9. Cohen-Syndrom

   10. Ehlers-Danlos-Syndrom

   11. Hypophosphatasie

C) Nicht anderweitig spezifiziert

V. Nekrotisierende Parodontalerkrankungen

A) Nekrotisierende ulzerierende Gingivitis

B) Nekrotisierende ulzerierende Parodontitis

VI. Abszesse des Parodonts

A) Gingivaler Abszess

B) Parodontaler Abszess

C) Perikoronaler Abszess

VII. Parodontitis im Zusammenhang mit endodontalen Läsionen

A) Kombinierte parodontal-endodontale Läsion

VIII. Entwicklungsbedingte oder erworbene Deformationen

A) Lokalisierte zahnbezogene Faktoren, welche die Plaqueretention begünstigen

    1. Zahnanatomie

    2. Zahnärztliche Restaurationen/ Apparaturen

    3. Wurzelfrakturen

    4. Zervikale Wurzelresorption und Zementperlen

B) Mukogingivale Deformationen

    1. Rezessionen

    2. Fehlen keratinisierter Gingiva

    3. Flaches Vestibulum

    4. Fehlansetzende Lippen-/Wangenbändchen, Muskelzüge

    5. Gingivale Vergrößerungen

        i. Pseudotaschen

        ii. Unregelmäßiger Verlauf des Gingivalrandes

        iii. Gingivawucherungen

    6. Abnorme Farbe

C) Schleimhautveränderungen am zahnlosen Alveolarkamm

   Vertikaler und/oder horizontaler Verlust des Alveolarkamms

   Fehlen von keratinisierter Mukosa

   Weichgewebswucherungen

   Fehlansetzende Lippen-/Wangenbändchen

   Verminderte Tiefe des Vestibulum oris

   Abnorme Farbe

D) Okklusales Trauma

   Primäres okklusales Trauma

   Sekundäres okklusales Trauma

Behandlungsablauf

1. Aufnahme des Patienten

    *   Anamnese

    *   Parodontaler Screening Index (PSI)

2. Vorbehandelnde Maßnahmen

    *   Plaque-Index (*PI*)

    *   Mundhygieneinstruktion (Information, Motivation, Instruktion)

    *   (Professionelle supragingivale Zahnreinigung/Zahnsteinentfernung)

3. Initialtherapie

    *   Klinischer Befund

    *   Röntgenologischer Befund

    *   Mikrobiologische Untersuchung (nur falls indiziert; Ergebnis muss bis zum Debridement vorliegen)

    *   Supra- und subgingivales Debridement unter Lokalanästhesie

    *   Falls erforderlich weitere Maßnahmen:
        Konservierende und endodontische Therapie, Extraktion von Zähnen mit infauster Prognose, prothetische Interimsversorgung

4. Reevaluation (ca. 4 – 6 Wochen nach subgingivalem Debridement)

    *   Klinischer Befund

    *   Remotivation

    *   Supragingivales Debridement (optional)

    *   Therapieplanung

5. Parodontalchirurgie

    *   Falls indiziert Parodontalchirurgie (resektiv oder regenerativ)

6. Unterstützende Parodontitistherapie (UPT)

    *   Supra- und subgingivales Debridement (3 – 4 x jährlich)

    *   Parodontalstatus (1 x jährlich)

    *   Röntgenbefund (alle 5 Jahre oder früher bei klinischer Progression von Attachmentverlusten)

Arbeitshaltung

➤ **Ziel**

- Optimale, möglichst direkte Sicht auf das zu behandelnde Gebiet bei direkter Beleuchtung

- Verhindern einer vorzeitigen Ermüdung des Behandlers

- Effiziente Ausnutzung der Arbeitszeit

➤ **Körperhaltung des Behandlers**

- Kopf möglichst gering gesenkt

- Schultern hängend

- Unterarme in Höhe der Taille, parallel zum Boden oder leicht schräg

- Rücken senkrecht zur Sitzfläche

- Oberschenkel parallel zum Boden

- Füße flach auf dem Boden

- Körpergewicht gleichmäßig verteilt

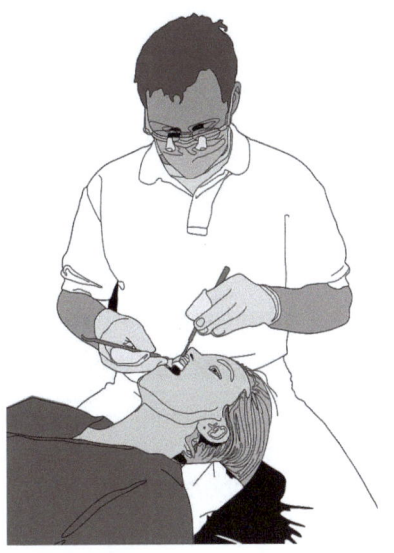

Abbildung 1: Körperhaltung des Behandlers

Für alle auszuführenden Arbeiten stehen dem Behandler prinzipiell 3 Sitzpositionen zur Auswahl:

8-Uhr-Position (vor dem Patienten)

9-Uhr-Position (seitlich des Patienten)

11- bis 12-Uhr-Position (hinter dem Patienten)

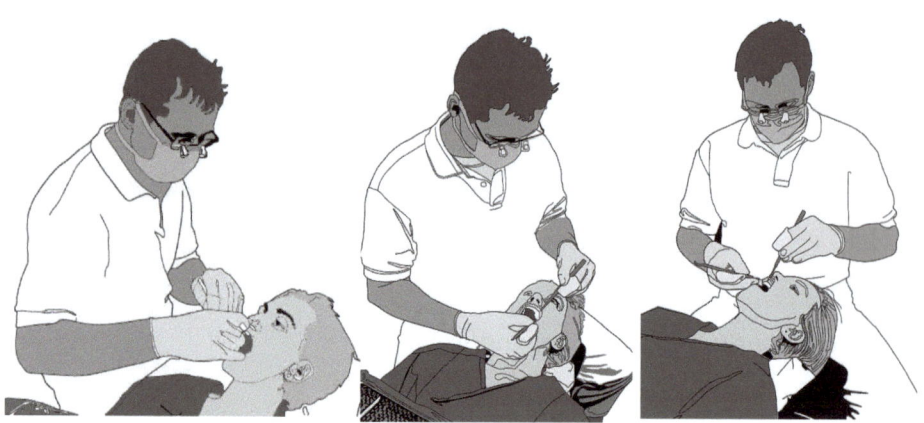

Abbildung 2: Sitzpositionen

8-Uhr-Position   9-Uhr-Position   11-Uhr-Position

> **Lagerung des Patienten**

- Kopf des Patienten über Schoß des Behandlers

- Behandlung im Oberkiefer: Lagerung möglichst horizontal, so dass Mund eingesehen werden kann, evtl. Kinn etwas anheben/Kopf überstrecken

- Behandlung im Unterkiefer: Patient evtl. um 10 – 20° aufrichten, insbesondere zur Behandlung der Front von lingual zusätzlich Kinn senken

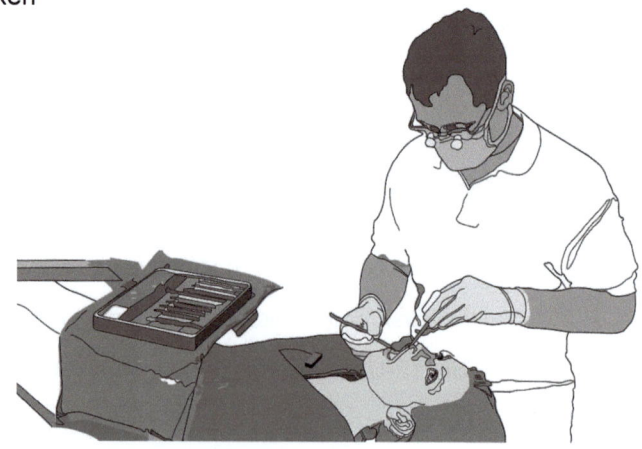

Abbildung 3: Lagerung des Patienten

Befund

Klinische Befunderhebung

Extraoraler Befund

- z. B. Weichgewebsschwellungen bei ausgedehnten Parodontalabszessen
- z. B. druckdolente, vergrößerte regionale Lymphknoten bei Parodontalabszessen oder bei nekrotisierenden parodontalen Erkrankungen

Intraoraler Befund

➤ **Stomatologischer Befund**

- Auf Veränderungen der Mundschleimhaut achten
- Lippen
- Wange
- Zunge
- Mundboden
- Gaumen
- Rachen
- Alveolarfortsätze

Parodontaler Screening Index (PSI)

Zur schnellen Bestimmung (ca. 90 sec.) von Ausmaß und Schweregrad parodontaler Erkrankungen erfolgt ein Screening mit Hilfe des PSI. Er ist jedoch nicht für eine genaue Therapieplanung geeignet.

➤ **Instrument**

- WHO-Sonde (Kugel: Ø = 0,5 mm, Markierung bei 3,5 und 5,5 mm)

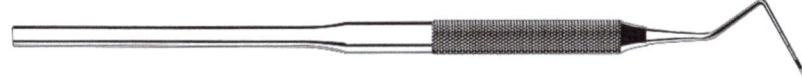

Abbildung 4: WHO-Sonde

> **Messstellen**

- 6 Stellen pro Zahn

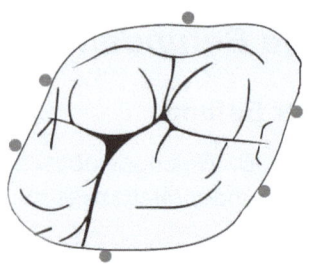

Abbildung 5: 6 Messstellen pro Zahn

> **Vorgehen**

- Aufteilung der Bezahnung in Sextanten

18 - 14	13 – 23	24 – 28
48 - 44	43 - 33	34 – 38

- Bestimmung der Indexgrade
- Nur der jeweils schwerste Grad pro Sextant wird notiert

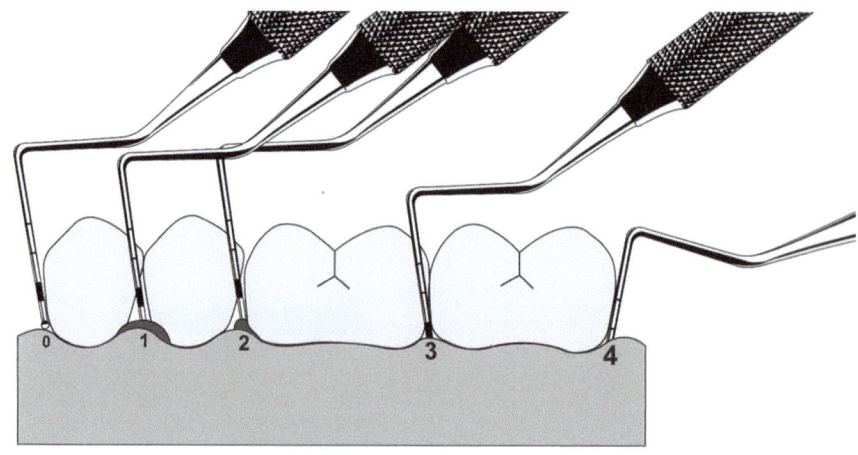

Abbildung 6: Parodontaler Screening Index (PSI)

> **Einteilung der Schweregrade des Screenings**

	Befund	Diagnose	Erforderliche Therapiemaßnahmen
Grad 0	Markierung vollständig sichtbar BAS - Kein Zahnstein Keine überhängenden Restaurationsränder	Gesund	Präventive Maßnahmen Motivation
Grad 1	Markierung vollständig sichtbar BAS + Kein Zahnstein Keine überhängenden Restaurationsränder	Gingivitis	Mundhygieneinstruktion Supragingivales Debridement
Grad 2	Markierung vollständig sichtbar BAS +/- Zahnstein oder überhängende Restaurationsränder		Mundhygieneinstruktion Supragingivales Debridement Entfernung der Füllungsüberschüsse
Grad 3	Markierung teilweise sichtbar, TST 3,5 – 5,5 mm	Parodontitis	Parodontitistherapie
Grad 4	Markierung verdeckt, TST ≥ 5,5 mm		

Tabelle 1: Parodontaler Screening Index: Einteilung und klinische Konsequenz

- Furkationsbeteiligung, erhöhte Zahnbeweglichkeit, mukogingivale Probleme und Rezessionen

Plaque-Index (PI)

nach O'Leary et al. (2)

Dichotomer Index (Ja-/Nein-Entscheidung)

➢ **Instrument**

- 3A-Sonde oder PA-Sonde

➢ **Messstellen**:

- 4 Stellen pro Zahn (distal, vestibulär, mesial, oral)

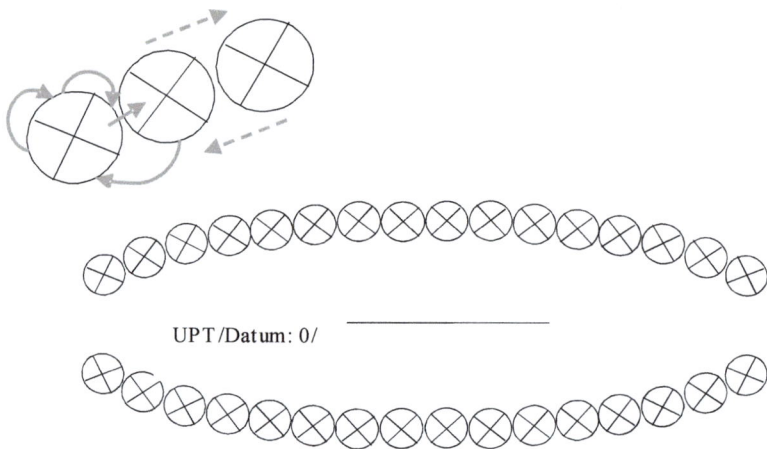

UPT/Datum: 0/

Abbildung 7: Plaqueindex nach O'Leary

➢ **Vorgehen**

- Mit Sonde an Zahnfläche entlang streifen

- Beurteilung, ob Plaqueanlagerung an Sondenspitze oder Zahnstein auf Zahnoberfläche

$$PI = \frac{\text{Anzahl der plaquebelegten Flächen}}{\text{Anzahl der gesamten Flächen}} \times 100\%$$

Parodontalstatus

Ein vollständig erhobener Parodontalstatus ist erforderlich für:

- Genaue Therapieplanung
- Antragsstellung bei der gesetzlichen Krankenkasse (BEMA-Status)
- Verlaufskontrolle

Die Aufnahme der Befunde sollte stets mit gleicher chronologischer Abfolge und Systematik erfolgen, um eine einfache Absprache zwischen Behandler und Assistent zu ermöglichen.

➢ **Vorgehen**

- Fehlende Zähne
- Taschensondierungstiefen
- Blutung auf Sondierung
- Rezession
- Furkation
- Mobilität
- Restaurationen, Karies, Sensibilität (bei Verdacht auf kombiniert parodontale endodontale Läsionen)

Taschensondierungstiefe (TST)

➢ **Definition**

- Distanz zwischen *Margo gingivae* und klinisch sondierbarem Fundus der Tasche

➢ **Instrument**

- CP-15 UNC (North-Carolina-Sonde) oder CP-11-Sonde

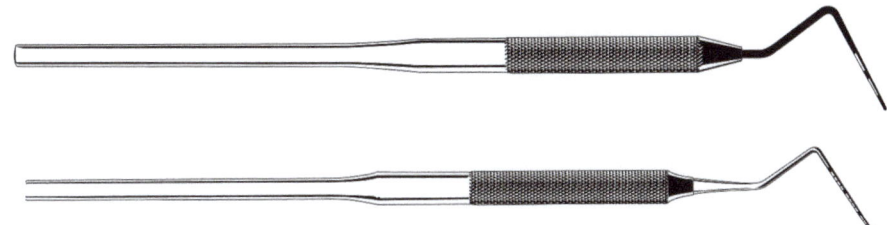

Abbildung 8: Parodontalsonden CP-15 und CP-11

25

> **Messstellen**

- 6 Stellen pro Zahn (mesiobukkal, bukkal, distobukkal, mesiolingual, lingual, distolingual)

> **Vorgehen**

- Mit Sondenspitze unter Kontakt mit dem Zahn in die Tasche führen, bis ein weicher, federnder Widerstand zu spüren ist (DD: harter Widerstand = Konkremente)

- Für korrekte Angulation sollte Sonde immer an 2 Punkten anliegen (Spitze an Wurzel und supragingivaler Anteil der Sonde an Zahnäquator)

- Kraft von 0,2 N für reproduzierbare Ergebnisse

- Angulation im Interdentalraum leicht in Richtung Kontaktregion

- Angabe der Taschensondierungstiefe in mm

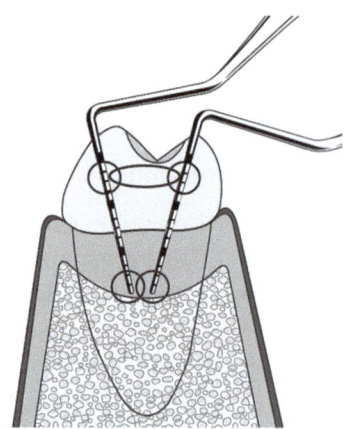

Abbildung 9: Angulation beim Messen der Taschensondierungstiefen

Blutung auf Sondierung (BAS)

nach Ainamo und Bay (3)

Dichotomer Index (Ja-/Nein-Entscheidung)

> **Messstellen**

- 6 Stellen pro Zahn (s. TST)

> **Vorgehen**

- Nach Messung der Taschensondierungstiefen in einem Quadranten (jeweils nach den Erhebungen von bukkal und lingual/palatinal) werden die gemessenen Stellen auf BAS beobachtet.

- Blutende Messstellen im Parodontalstatus rot umkreisen.

- Prozentuale Angabe der blutenden Messstellen an gesamten Messstellen:

$$BAS = \frac{\text{Anzahl der blutenden Stellen}}{\text{Anzahl der gesamten Messstellen}} \times 100\%$$

- Notieren der Stellen mit Suppuration auf Sondierung.

Rezessionen

> **Definition**

- Distanz zwischen Schmelz-Zement-Grenze und *Margo gingivae*

> **Instrument**

- CP-15 UNC (North-Carolina-Sonde) oder CP-12-Sonde

> **Messstellen**

- Mindestens 1 Stelle pro Zahn (i. d. R. vestibulär) - nach Möglichkeit 6 Stellen pro Zahn

> **Vorgehen**

- Messen der Rezession mit Parodontalsonde

- Angabe der Distanz in mm

- Der klinische Attachmentverlust kann aus der Summe von Rezession und Taschensondierungstiefe berechnet werden.

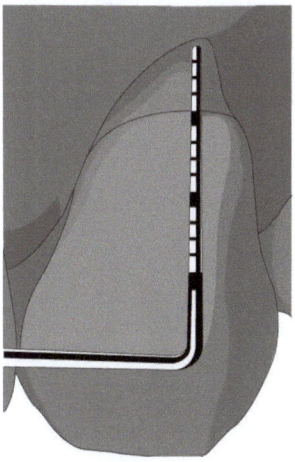

Abbildung 10: Messung parodontaler Rezessionen

Furkation

> **Definition**

- Horizontale Komponente eines Furkationsbefalls

> **Messstellen**

- Molaren des Oberkiefers: 3 Stellen (bukkal, mesial, distal)
- Molaren des Unterkiefers: 2 Stellen (bukkal, lingual)
- Erste Prämolaren des Oberkiefers: 2 Stellen (mesial, distal)

> **Instrument**

- Furkationssonde nach Nabers (3 mm-Einteilung)

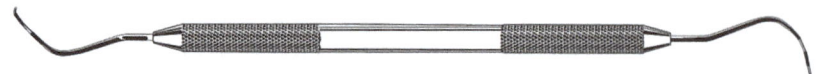

Abbildung 11: Furkationssonde nach Nabers

> **Vorgehen**

- Rotierende Bewegung der Furkationssonde entsprechend der Krümmung
- Angabe des Schweregrades entsprechend der Einteilung nach Hamp *et al.* (4)

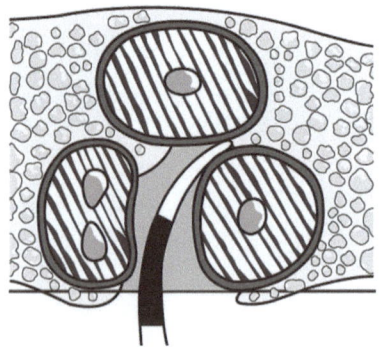

Abbildung 12: Bestimmung des Furkationsbefalls

Grad I	Furkation bis 3 mm in horizontaler Richtung sondierbar
Grad II	Horizontale Sondierungstiefe mehr als 3 mm, jedoch nicht vollständiger Verlust des interradikulären klinischen Attachments
Grad III	Vollständiger Verlust des interradikulären klinischen Attachments

Tabelle 2: Einteilung der Schweregrade des Furkationsbefalls n. Hamp *et al.* (4)

Mobilität

> **Instrumente**

- Instrumentengriff, z. B. mit Parodontalsonden- oder Spiegelgriff

> **Vorgehen**

- Hin- und Herbewegen der Zahnkrone
- Angabe des Schweregrades nach Lindhe und Nyman (5)

Grad 0	Physiologische Mobilität
Grad I	Spürbar erhöhte horizontale Mobilität
Grad II	Sichtbare horizontale Mobilität
Grad III	Hohe horizontale Mobilität inklusive vertikaler Mobilität

Tabelle 3: Einteilung der Schweregrade der Mobilität nach Lindhe und Nyman (5)

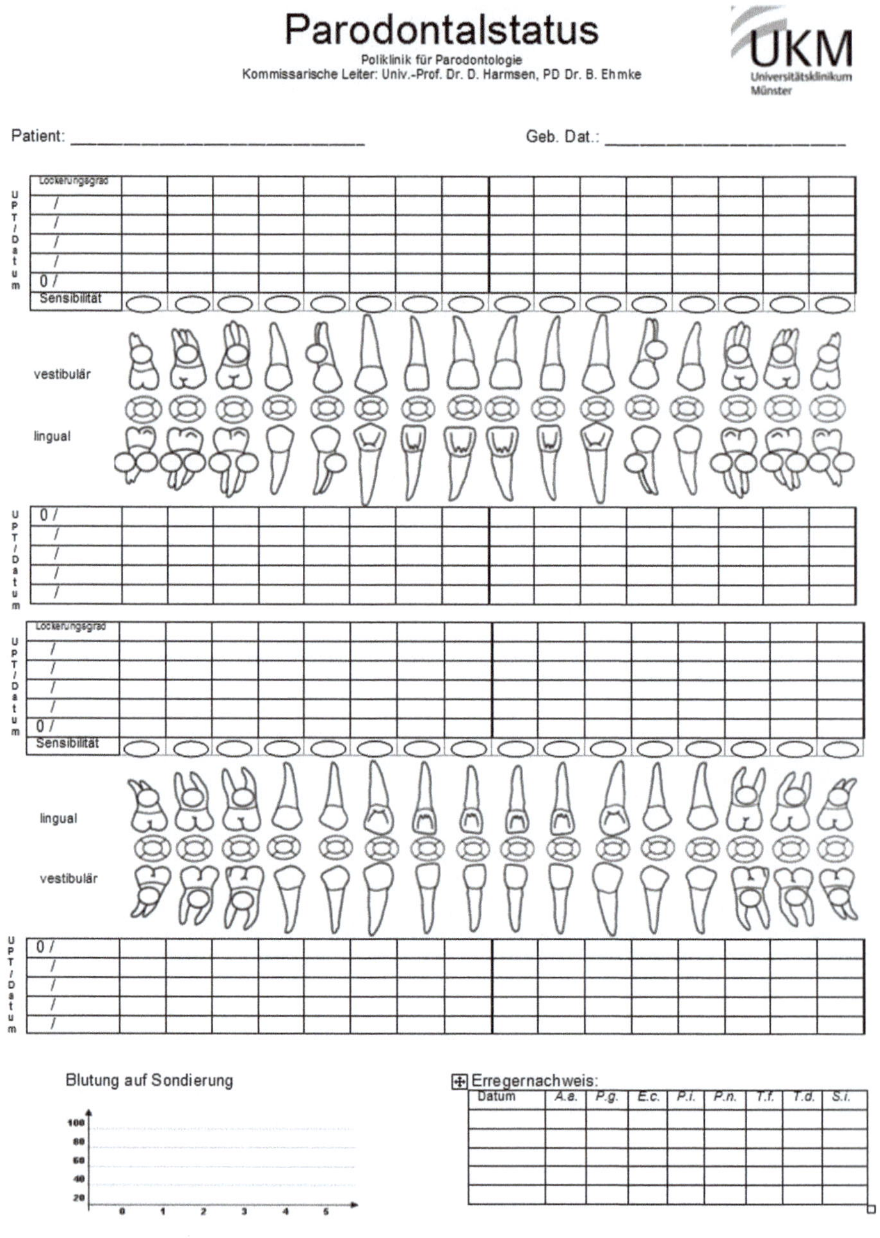

Parodontalstatus
Poliklinik für Parodontologie
Kommissarische Leiter: Univ.-Prof. Dr. D. Harmsen, PD Dr. B. Ehmke
UKM
Universitätsklinikum Münster
Patient:
Geb. Dat.:
UPT/Datum
Lockerungsgrad
0 /
Sensibilität
vestibulär
lingual
lingual
vestibulär
Blutung auf Sondierung
100
80
60
40
20
0
1
2
3
4
5
Erregernachweis:
Datum
A.a.
P.g.
E.c.
P.i.
P.n.
T.f.
T.d.
S.i.

Abbildung 13: Dokumentation eines Parodontalstatus

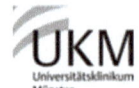

Röntgenologische Befunderhebung

Zusätzlich zu den klinischen Befunden wird für die Therapieplanung ein detaillierter Röntgengenbefund benötigt. Hierfür ist ein Röntgenstatus mit intraoralen Zahnfilmen am besten geeignet.

➢ **Erstellung des Röntgenstatus**

- In der Regel 14 intraorale Zahnfilme (beim Vollbezahnten):

    jeweils 2 Molaren-, 2 Prämolaren- und 2 Eckzahn-Aufnahmen im Oberkiefer und im Unterkiefer

    jeweils eine Aufnahme der Schneidezähne im Oberkiefer und im Unterkiefer

- Paralleltechnik

- Jeder Interdentalraum sollte mindestens einmal verzerrungsfrei dargestellt sein.

➢ **Beurteilung des Röntgenstatus**

Beachte: Zahnfilme verzerren die Größenverhältnisse, in der Regel vergrößerte Darstellung

- Knochenverluste

    - Aufgrund des unterschiedlichen Vergrößerungsfaktors Angabe des Verlustes in Relation zur Wurzellänge (%) → beachte: physiologischer Abstand Schmelz-Zement-Grenze (SZG) – Alveolarknochenkamm (1,5 mm x Vergrößerungsfaktor)

    - Horizontaler Knochenverlust

    - Vertikaler Knochenverlust (Knochen läuft schräg auf die Wurzel zu)

Schmelz-Zement-Grenze-Diskrepanz: unterschiedliche Lage der SZG benachbarter Zähne: bei elongierten oder inklinierten Zähnen, z. B. bei mesial inklinierten Molaren (cave DD: vertikaler Knochendefekt)

- Erweiterte Desmodontalspalten (cave: DD sichtbarer Desmodontalspalt bei orthoradialer Projektion)

- Röntgenologisch sichtbarer Furkationsbefall

- Supra- und subgingivale Konkremente in ausgeprägten Fällen

- Sonstige Befunde; röntgenologische Aufhellungen/Opazitäten in Form von: z. B. endodontische und periapikale Befunde, verlagerte Zähne, Wurzelreste, Wurzelanomalien, Wurzelresorptionen, Zysten

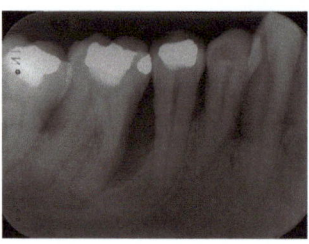 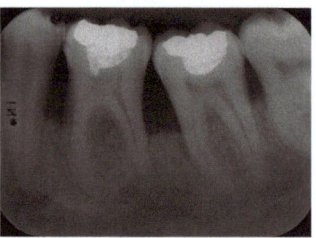

Abbildung 14: Beurteilung des Knochenverlustes mit Hilfe von Zahnfilmen, links: vertikaler und rechts: horizontaler Knochenverlust

Mikrobiologische Befunderhebung

➤ **Indikation**

- Aggressive Parodontitis

- Generalisierte chronische Parodontitis mit schwerem Schweregrad

- Refraktäre/rezidivierende Parodontitis

➤ **Vorgehen**

- Entnahme von Plaqueproben gemäß den Vorgaben des Testanbieters mit Küretten oder Papierspitzen aus der Zahnfleischtasche zur Bestimmung des Keimspektrums

- Untersuchung der Plaqueprobe auf parodontalpathogene Keime im mikrobiologischen Labor

Sub- und supragingivales Debridement

Unter parodontalem Debridement wird allgemein die Befreiung der Zahn- bzw. Wurzeloberfläche von weichen und/oder harten Belägen verstanden. Hierbei wird zwischen einem sub- und einem supragingivalen Debridement unterschieden. Das subgingivale Debridement ist ab einer Taschensondierungstiefe von ≥ 4 mm indiziert.

> **Vorgehen bei der Initialtherapie**

- Lokalanästhesie: von Zähnen mit TST ≥ 4 mm bei Initialtherapie in der Regel erforderlich

- Subgingivales (bei TST ≥ 4 mm) und supragingivales Debridement

- Politur (Paste oder Pulverstrahl) (optional)

- Irrigation mit Chlorhexidin-Gel (optional)

- Chlorhexidin-Mundspüllösung 0,2 % für 2 Wochen

- Rezept für Antibiotikum, falls indiziert

Hand- versus Schall-/Ultraschallinstrumente

Das Debridement kann sowohl mit Handinstrumenten (Scaler, Küretten) als auch mit Schall- bzw. Ultraschallinstrumenten erfolgen. Für die Wahl der Instrumente sind deren Vor- und Nachteile abzuwägen. Insgesamt ist in den letzten Jahren jedoch ein Trend zu den Schall-/Ultraschallinstrumenten zu verzeichnen. Die klinischen Ergebnisse sind weitestgehend vergleichbar.

	Handinstrumente	Schall-/Ultraschallinstrumente
Vorteile	- Überlegenes taktiles Empfinden - Keine Aerosolbildung - Keine Hitzeentwicklung	- Effizienterer Arbeitsablauf (weniger Instrumentenwechsel, kein Schärfen) - Sehr grazile Ansätze, möglicherweise besserer Zugang im Furkationsbereich - Geringere Traumatisierung des Weichgewebes
Nachteile	- Häufiger Instrumentenwechsel - Erheblicher Anpressdruck des Instrumentes zur Konkrementenfernung erforderlich - Nachschärfen erforderlich	- Kontraindiziert bei Patienten mit infektiösen Erkrankungen - Geringeres taktiles Empfinden - Techniksensitiv

Tabelle 4: Vor- und Nachteile von Handinstrumenten und Schall-/Ultraschall-instrumenten beim Debridement

> **Kontraindikationen für Schall-/Ultraschallinstrumente**

- Patienten mit infektiöser Erkrankung (z. B. HIV- oder Hepatitis–Infektion), durch Aerosolbildung (Vernebelung von Spülflüssigkeit, Speichel, Plaque und Blutbestandteilen): erhöhte Infektionsgefahr des Behandlungsteams

- Magnetostriktive Ultraschallscaler (siehe unten) beeinflussen möglicherweise die Funktion von Herzschrittmachern

Debridement mit Handinstrumenten

Instrumente

Bei Handinstrumenten wird zwischen Scalern für die supragingivale Zahnreinigung und Küretten für die subgingivale Zahnreinigung unterschieden.

> **Scaler**

Scaler sind aufgrund ihrer beidseitig scharfen Schneidekante und des spitzen Arbeitsendes ausschließlich für die supragingivale Zahnreinigung indiziert.

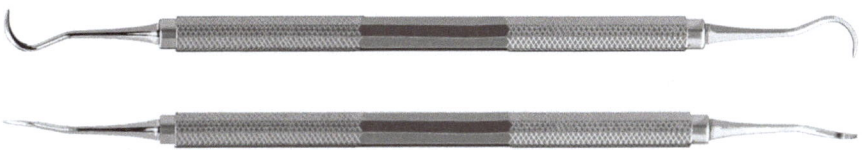

Abbildung 15: Scaler

> **Gracey-Kürette**

Bei den Küretten wird zwischen Universal- und Spezialküretten (z. B. Gracey) unterschieden. Universalküretten haben beidseitig scharfe Schneidekanten, Spezialküretten nur einseitig. Spezialküretten sind optimal für jeweils bestimmte Zahnwurzelflächen gestaltet. Deshalb sind diese zu bevorzugen.

- Aufbau:

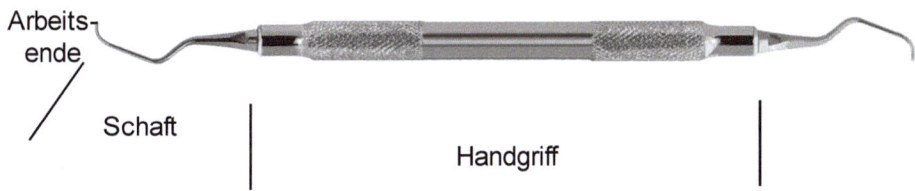

Arbeits-
ende

Schaft

Handgriff

Abbildung 16: Aufbau einer Gracey-Kürette

- Handgriff
- Schaft

 1er (unterer)

 2er (mittlerer)

 3er (oberer)

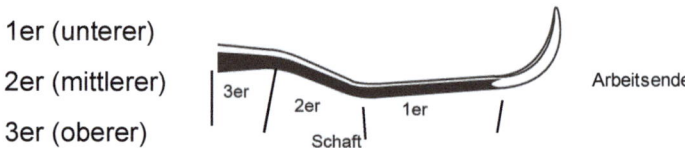

- Arbeitsende

 hinteres

Abbildung 17: Schaft und Arbeitsende der Gracey-Kürette

 mittleres

 vorderes Drittel (abgerundet)

Die Fazialfläche geht an den Schneidekanten in die Seitenflächen über. Die beiden Seitenflächen laufen an der Rückenfläche zusammen.

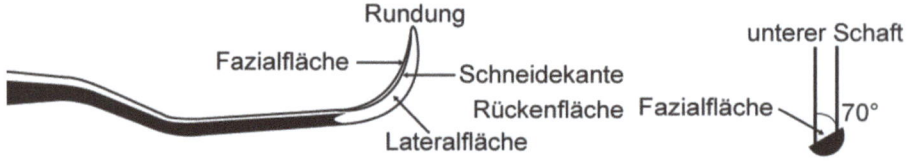

Abbildung 18: Flächen des Arbeitsendes einer Gracey-Kürette

> ## Scaler - Gracey-Küretten

	Scaler	Gracey-Küretten
Arbeitsende	spitz	rund
Winkel zwischen Fazialfläche und unterem Schaft	90°	70°
Arbeitsende	gerade	gekrümmt
Anzahl der Schneideflächen	2	1 (Form konvex)

Tabelle 5: Aufbau von Scalern und Gracey-Küretten

Spezialküretten haben für verschiedene Zahnflächen einen unterschiedlichen Aufbau. Je nach Typ unterscheiden sich die Arbeitsenden und die Winkel, mit denen die Schäfte gegeneinander abgewinkelt sind. In der Regel sind die folgenden vier Gracey-Küretten ausreichend: 5/6, 7/8, 11/12 und 13/14.

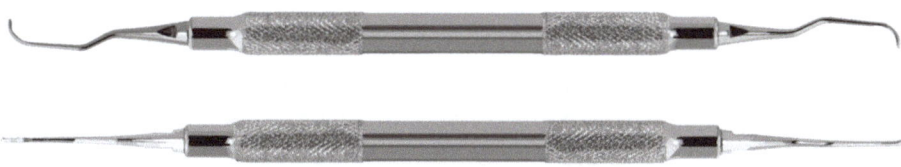

Abbildung 19: Gracey-Kürette 5/6

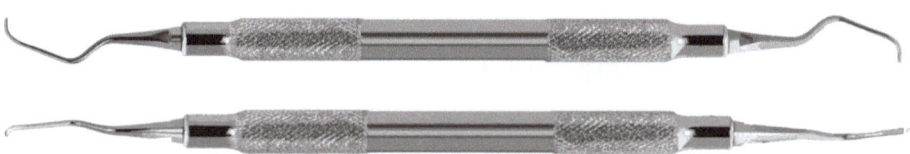

Abbildung 20: Gracey-Kürette 7/8

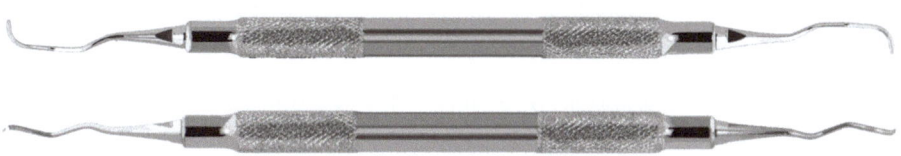

Abbildung 21: Gracey-Kürette 11/12

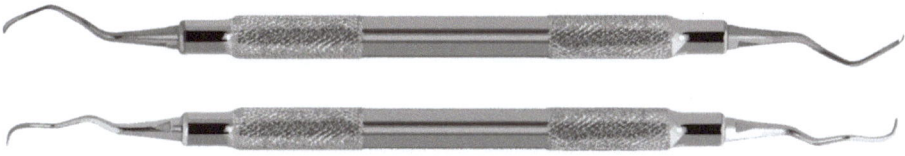

Abbildung 22: Gracey-Kürette 13/14

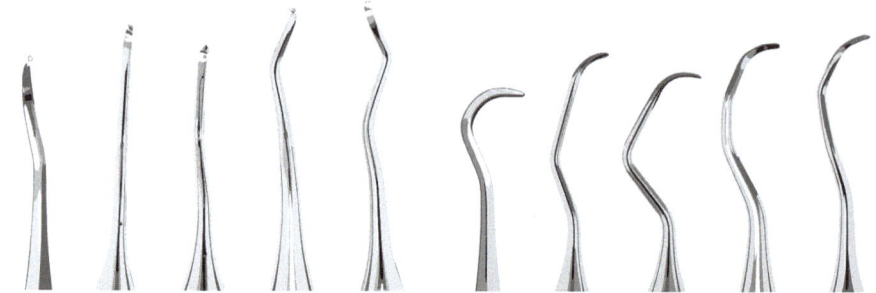

Abbildung 23: Instrumentenspitzen von frontal und lateral a) Scaler; b) Gracey-Kürette 5/6; c) Gracey-Kürette 7/8; d) Gracey-Kürette 11/12; e) Gracey-Kürette 13/14

Schärfen

Für ein effizientes Arbeiten mit den Handinstrumenten ist ein regelmäßiges Schärfen erforderlich. Hierbei sollen die Originalform und die ursprüngliche Schärfe der Instrumente erhalten werden.

> **Vorteile scharfer Parodontalinstrumente**

- Zahnstein wird abgesprengt und nicht nur geglättet.

- Sichere Instrumentenführung. Ein scharfes Instrument rutscht nicht ab, so werden Gewebeverletzungen vermieden.

- Höherer Behandlungskomfort für den Patienten durch weniger Druckbelastung auf den Zahn

- Taktiles Empfinden wird durch das Vorhandensein einer scharfen Schneidekante begünstigt.

- Geringerer Kraftaufwand

- Höhere Effizienz durch geringeren lateralen Druck

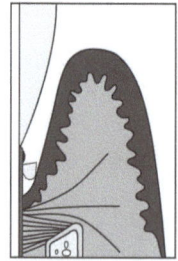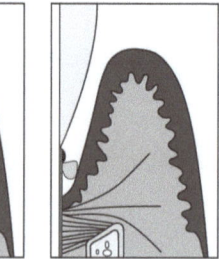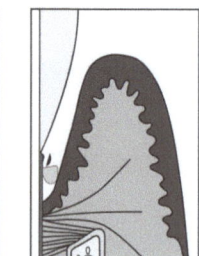

Abbildung 24:
Abtrag mit scharfen und   stumpfen Instrumenten

Kontrolle der Schneidekanten

- Visuell

  - Schneidekante darf im Lichtkegel der Behandlungsleuchte nicht anhand einer reflektierenden Linie zu erkennen sein.

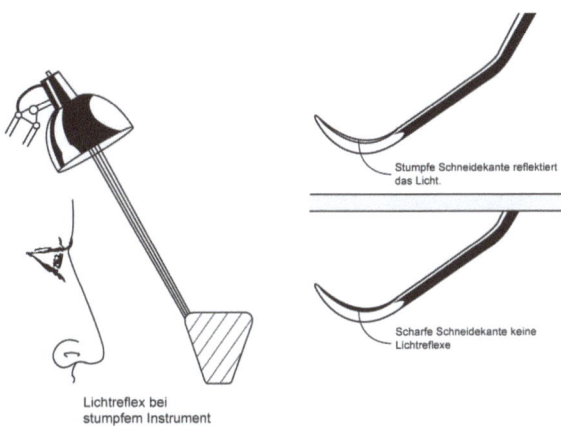

Abbildung 25: Kontrolle der Schneidekanten

- Taktil

  - Schneidekante sollte Wurzeloberfläche „fassen" und nicht über sie gleiten

  - Prüfstab: Kunststoff lässt sich abschälen; Instrument hakt sich auf der gesamten Fläche im Kunststoff ein

  - Der sogenannte Fingernageltest sollte aus hygienischen Gründen nicht durchgeführt werden (cave: Infektionsgefahr)

➢ **Zeitpunkt des Schleifens**

- Vor jeder Behandlung und bei Bedarf während der Behandlung

➤ **Schleifmöglichkeiten**

- Manuelles Schleifen mit Schleifstein

  - Vorteil

    Schnell

    während der Behandlung möglich

  - Nachteil

    Relativ schwierig

- Maschinelles Schleifen

  - Vorteil

    Schleifwinkel genau einstellbar

  - Nachteil

    Während der Behandlung nicht möglich

    Großer Substanzverlust schnell möglich

    Sehr zeitaufwändig

Ein geübter Behandler benötigt für das manuelle Schärfen in der Regel weniger Zeit als für das maschinelle Schleifen von Handinstrumenten.

Generell führt das regelmäßige Schärfen der Instrumente zu Substanzverlust. Dünn gewordene Instrumente müssen aussortiert werden, da sonst durch lateralen Druck eine erhöhte Frakturgefahr besteht.

➤ **Ausrüstung zum manuellen Schärfen der Instrumente**

- Licht

  - Für eine genaue optische Kontrolle vor dem Schleifen und während des Schleifens

- Lupenbrille

  - Für eine genaue optische Kontrolle vor dem Schleifen und während des Schleifens

- Schleiföl: reines, dünnflüssiges Maschinenöl (beim Schleifen während der Behandlung aus Sterilitätsgründen Wasser)

  - Reduktion der Wärmeentwicklung

  - Leichtere Bewegungsabläufe

  - Verringerte Kratzspuren auf dem Instrument

  - Die Metallpartikel werden in Suspension gehalten und verhindern das Verstopfen der Poren im Schleifstein.

  - Öl eignet sich sehr gut für die Vorreinigung des Schleifsteins.

- Schleifstein

  - Indiastein: grob

  - Arkansasstein (natürlicher Marmorstein): mittel

  - Künstliche Steine unterschiedlicher Abrasivität

➢ **Technik beim manuellen Schleifen**

Um bei wenig Substanzverlust eine optimale Schärfe der Instrumente zu erreichen, ist die korrekte Technik beim manuellen Schärfen besonders wichtig. Beispielhaft wird im Folgenden das manuelle Schärfen von Gracey-Küretten (für Rechtshänder) näher erläutert. Das gleiche Prinzip gilt für alle Instrumente in der Parodontologie mit einer Schneidekante, wobei jedoch die unterschiedlichen Winkel der Schneidekanten zu beachten sind.

1. Instrument mit Faust-Daumen-Griff der linken Hand fassen, zu bearbeitendes Ende zeigt nach unten

2. Linken Arm auf Tisch oder gegen Oberkörper stabilisieren

3. Schneidekante bestimmen: unteren Schaft senkrecht halten, abfallende Seite der Fazialfläche (konvex) = Schneidekante

4. Fazialfläche horizontal halten, wobei die Schneidekante stets nach rechts zum Stein zeigen soll (cave: bei Einhalten dieser Regel zeigt beim Schärfen ein Arbeitsende zum Behandler und das andere weg von ihm)

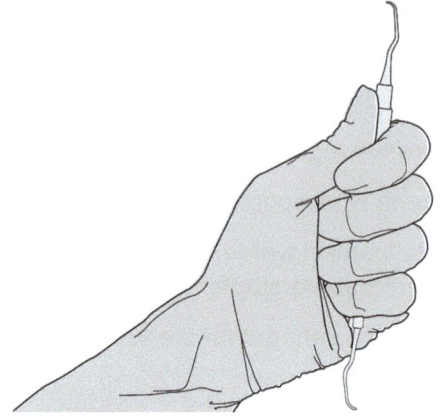

Abbildung 26: Handgriff beim Schärfen

5. Schleifstein mit der rechten Hand erst senkrecht zur Fazialfläche halten, dann um 10 - 20° öffnen (entsprechend einem Winkel von 100 - 110° zur Fazialebene)

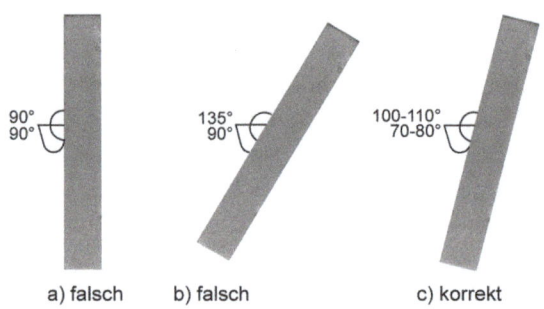

a) falsch   b) falsch   c) korrekt

Abbildung 27: Angulation des Schleifsteins

6. Auf- und Abwärtsbewegung des Steins. Um eine Gratbildung auf der Fazialfläche zu verhindern, wird die Aufwärtsbewegung des Steins zwar am Instrument, aber ohne Kraft durchgeführt.

7. Konvexen Verlauf der Schneidekante beachten: kontinuierliche Drehung des Steins bei gleich bleibendem Winkel.

8. Das Schleifen wird mit einer Abwärtsbewegung beendet, um eine Gratbildung zu verhindern.

9. Gegenüberliegendes Arbeitsende ebenso bearbeiten: Hierzu das Instrument nicht nur um die Querachse, sondern auch um 180° um die Längsachse drehen.

- Immer nur die Lateralfläche beschleifen.

- Die Spitze von Küretten soll in der Regel nicht bearbeitet werden.

  Läuft sie spitz zu oder ist eine Ecke zwischen der Lateralfläche und dem Zeh entstanden, dann sollte sie vorsichtig mit einem Winkel von 45° zum Rücken umschliffen werden. Häufiges Schärfen des Zehs führt zu einem kurzen und unbrauchbaren Arbeitsende.

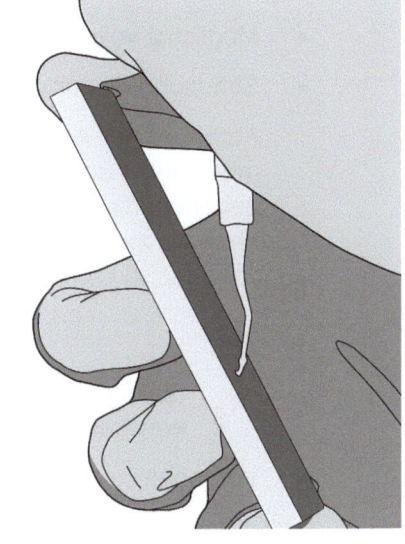

Abbildung 28: Manuelles Schärfen

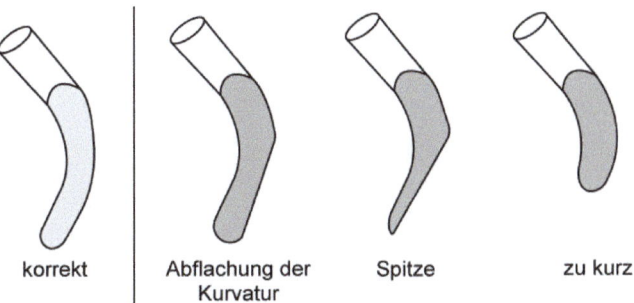

| korrekt | Abflachung der Kurvatur | Spitze | zu kurz |

Abbildung 29: Häufige Schleiffehler der Arbeitsenden bei Gracey-Küretten

Vorgehen beim manuellen Debridement mit Gracey-Küretten

➤ **Ziel**

- Möglichst vollständige Reinigung der Wurzeloberfläche

- Schonung des umgebenden Weichgewebes

  Aufgrund der Angulation von Gracey-Küretten ist das Debridement mit der scharfen Schneidekante möglich, während die gegenüberliegende stumpfe Kante an der Gingiva entlang gleitet, ohne sie zu verletzen.

➤ **Griff**

- Ziel

  - Stabile Haltung des Instrumentes durch Dreipunktabstützung ermöglicht kontrollierte Bewegungen

- Vorgehen

  - Modifizierter Bleistiftgriff

  Instrument mit Fingerkuppen von Daumen, Zeige- und Mittelfinger halten

  Daumen liegt zwischen Zeige- und Mittelfinger auf der gegenüberliegenden Seite des Instrumentes (Dreipunktabstützung)

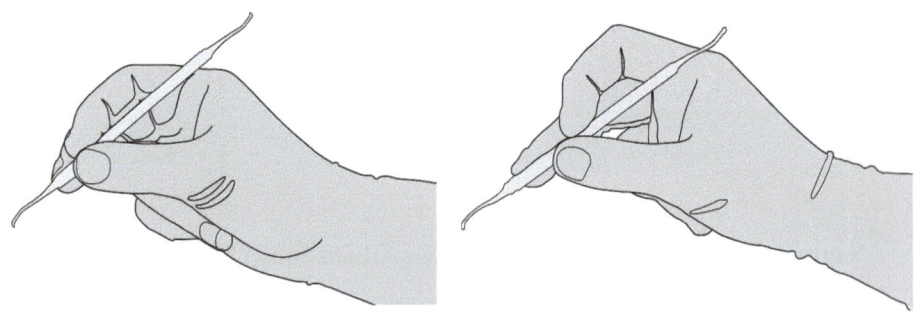

Abbildung 30: a) Bleistiftgriff, b) modifizierter Bleistiftgriff
Durch die Dreipunktabstützung beim modifizierten Bleistiftgriff ist eine bessere Stabilität gewährleistet.

➢ **Abstützung**

- Ziel

  - Maximale Kraftübertragung durch möglichst arbeitsnahe Abstützung

- Vorgehen

  - Aufgrund anatomischer Gegebenheiten unterschiedliche Abstützung je nach zu bearbeitender Zahnfläche

Kiefer	Zahngruppen	Zahnflächen	Behandler-position	Abstützung
OK rechts links	Seitenzähne		9 - 11 Uhr	Handrücken
			9 - 11 Uhr	Handinnenfl.
	Frontzähne	zugewandte	8 - 9 Uhr	intraoral
		abgewandte	11 - 12 Uhr	intraoral
UK rechts links	Seitenzähne		8 - 9 Uhr	intraoral
			9 - 11 Uhr	intraoral
	Frontzähne	zugewandte	8 - 9 Uhr	intraoral
		abgewandte	11 - 12 Uhr	intraoral

Tabelle 6: Sitzposition bei manuellem Debridement

  - **Extraorale Abstützung**

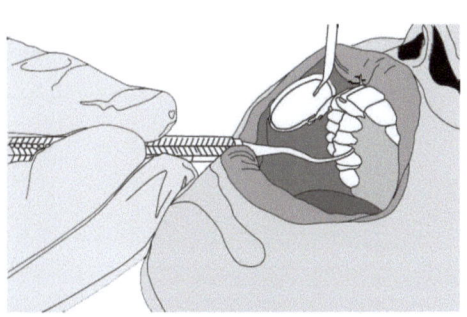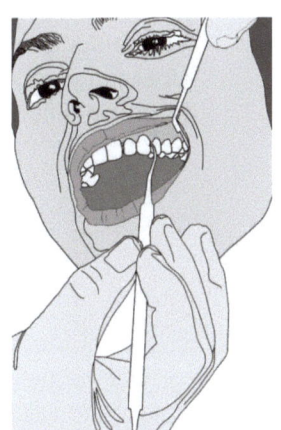

Abbildung 31: Extraorale Abstützung:
im I. Quadranten mit Handrücken – im II. Quadranten mit Handinnenfläche

- **Intraorale Abstützung**

  Etwa zwei Zähne von der zu bearbeitenden Zahnfläche entfernt

  Mit dem Ringfinger (sog. Stützfinger); kleiner Finger zu schwach

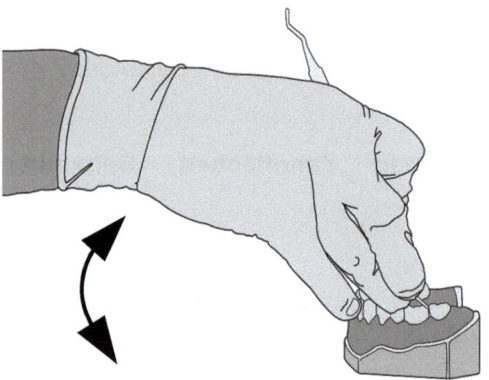

Abbildung 32: Intraorale Abstützung

➤ **Adaptation**

- Definition

  - 3-dimensionale Relation zwischen Arbeitsende und Zahn

- Ziel

  - Vermeidung einer Verletzung der Gingiva, insbesondere an Übergangszone von der Fazial- respektive Oralfläche zur Approximalfläche (line angle)

- Vorgehen

  - Vorderes Drittel des Arbeitsendes an die Zahnoberfläche anlegen

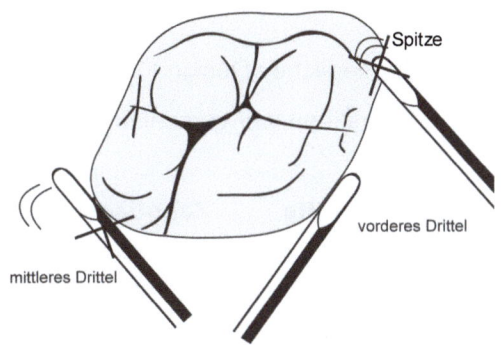

Abbildung 33: Adaptation

➢ **Angulation**

- Definition

  - Winkel zwischen Zahnoberfläche und Fazialfläche

- Ziel

  - Effizientes Scaling

- Vorgehen

  - Einbringen: Angulation von möglichst 0°

  - Scaling: Schneidekante zur Zahnoberfläche 60-80° = unterer Schaft der Kürette parallel zur Wurzeloberfläche

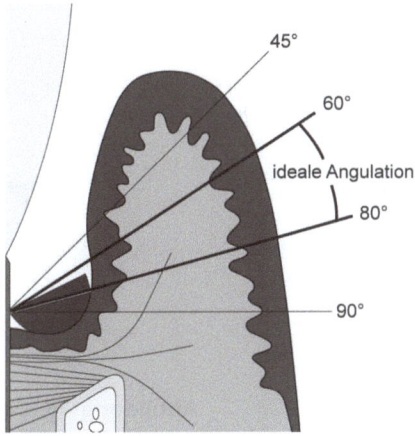

Abbildung 34: Angulation

47

➢ **Auswahl der Gracey-Küretten**

- Ziel

  - Effizientes Debridement aller Zahnflächen

- Vorgehen

  - Unterschiedliches Design für verschiedene Zahnflächen

  - Im allgemeinen vier verschiedene Küretten ausreichend

	Gracey-Kürette	**Zahnfläche**
Frontzähne	5/6	alle
	7/8	Untekieferfront von lingual
Seitenzähne	7/8	bukkal und lingual
	11/12	mesial
	13/14	distal

Tabelle 7: Auswahl der Gracey-Küretten

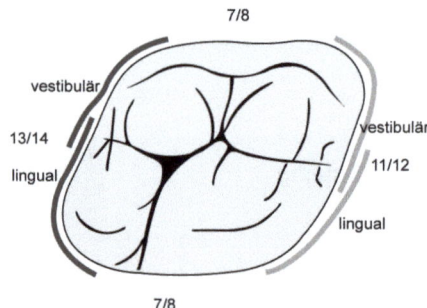

Abbildung 35: Überlappender Einsatz von Gracey-Küretten

➢ **Systematik**

- Ziel

  - Systematisches Vorgehen für möglichst hohe Effektivität

- Vorgehen

  - Jedes Instrument in einem Quadranten vollständig ausnutzen (= Instrument erst wechseln, wenn alle mit einem Instrument zu bearbeitenden Flächen gereinigt sind)

  - Von distal mit 13/14-Kürette beginnen – 11/12 – 7/8 – 5/6

  - Reinigung supra- und subgingival durchführen

  - Subgingival bis zum Taschenboden

  - Das Arbeitsende wandert von einem Zahnoberflächenareal zum nächsten, indem das vorangehende Areal immer leicht überlappend einbezogen wird (flächendeckendes Scaling).

  - Im Bereich des ‚Line angle' muss das Instrument in seiner Längsachse rotiert werden, um eine korrekte Adaptation zu erreichen.

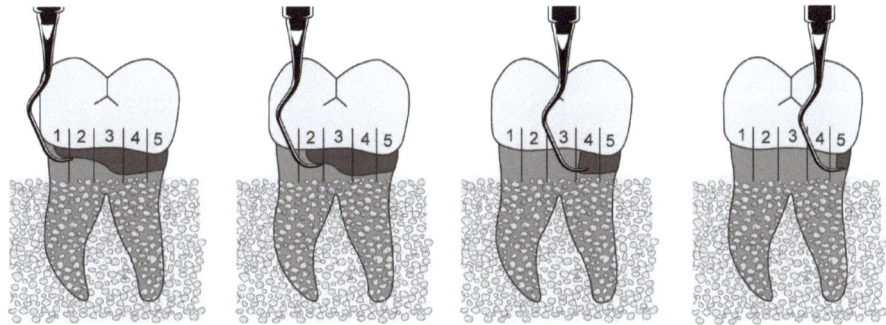

Abbildung 36: Systematik beim manuellen Debridement; Einteilung der Wurzeloberfläche in Säulen

> **Explorationszug**

- Ziel

  - Information über Ausmaß und Lokalisation der zu entfernenden supra- und subgingival liegenden Konkremente

- Vorgehen

  - Kürette an den Zahn adaptiert und apikal des Zahnsteins bzw. der zu fühlenden Rauigkeit positioniert

> **Arbeitszug**

- Ziel

  - Effizientes Scaling bei minimaler Traumatisierung des Gewebes

- Vorgehen

1. Vorderes Drittel des Arbeitsendes mit Druck gegen die Zahnoberfläche pressen

2. Hebelbewegung mit kombinierter Handgelenk-Unterarmbewegung

   - Ziel

     Vermeidung einer vorzeitigen Ermüdung, deshalb keine digitale Aktivierung

   - Vorgehen

     Stütz- und Haltefinger nicht voneinander trennen, um digitale Aktivierung zu vermeiden

     Unterarm heben oder senken und dabei über die Ringfingerauflage bzw. die extraorale Abstützung eine gegenläufige Bewegung des Instrumentes auslösen

---

Physikalisches Gesetz des Hebels

Eine geringe Kraft am langen Kraftarm bewirkt eine große Kraft am kurzen Lastarm.

Kurzer Lastarm = Handgriff, Schaft und Arbeitsende

Drehpunkt (Hypomochlion) = Ringfinger (Stützfinger)

Langer Kraftarm = Hand, Handgelenk und Unterarm

---

3. Richtung der Arbeitszüge

– Vertikaler Arbeitszug am häufigsten

– Schräger und horizontaler Arbeitszug nur bei speziellen anatomischen Situationen im Molarenbereich (SZG) + lingual Unterkieferfront

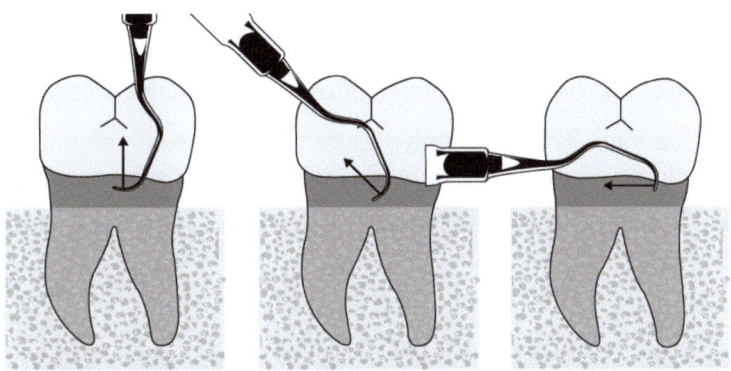

Abbildung 37: Zugrichtung in vertikaler, diagonaler und horizontaler Richtung am Beispiel einer Gracey-Kürette (7/8)

- Zu Beginn: kurze Arbeitszüge mit relativ hohem lateralen Druck (damit effektive Zahnsteinentfernung an Verbindungsstelle zum Zahn und nicht nur oberflächliches Glätten), anschließend längere Arbeitszüge mit etwas weniger Druck

- Supragingivaler Zahnstein im allgemeinen leichter zu entfernen als subgingivaler

➢ **Beeinflussung des Substanzabtrages durch:**

- Angulation

- Anzahl der Scalingzüge

- Anpressdruck

Debridement mit Schall- und Ultraschallscalern

Da in unserer Abteilung hauptsächlich Schallscaler zum Einsatz kommen, wird hier das Vorgehen beispielhaft anhand von Schallscalern erläutert. Das Vorgehen mit Ultraschallscalern ist dementsprechend.

Instrumente

> **Schallscaler/Ultraschallscaler magnetostriktiv oder piezoelektrisch**

- Hauptwirkung von Schall- und Ultraschallscalern durch direkten Kontakt der Instrumentenspitze mit der Zahnoberfläche

- Je nach Instrumententyp Entfernung von Konkrementen und Plaque durch hämmernd-klopfende oder schabende Bewegung

- Arbeitsspitzen: 2 kontrawinkelig gebogene Instrumentenansätze

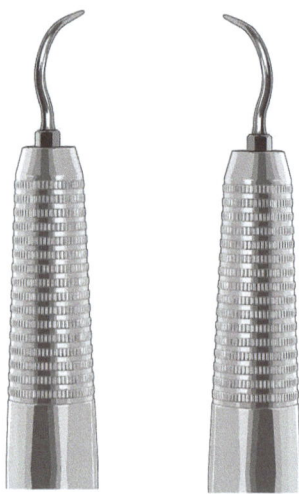

Abbildung 38: Kontrawinkelig gebogene Schallscalerspitzen
a) nach rechts gebogene Spitze   b) nach links gebogene Spitze (z. B. KaVo Nr. 61 und 62)

Vorgehen beim Debridement mit Schallscalern

➤ **Griff**

- Modifizierter Bleistiftgriff (siehe manuelles Debridement)

➤ **Abstützung**

- Ziel

  - Kontrollierte, koordinierte Bewegungen

- Vorgehen

  - Siehe manuelles Debridement

➤ **Adaptation**

- Ziel

  - Effizientes Debridement aller Zahnflächen

- Vorgehen

  - Schallscalerspitze so auswählen, dass die Kurvatur zu der zu bearbeitenden Fläche zeigt

  - Anpressdruck: 0,5 – 1N

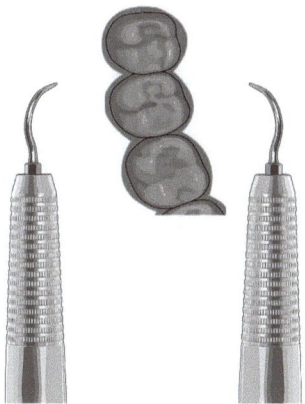

Abbildung 39: Angulation der Schallscalerspitze, so dass die Kurvatur zu der zu bearbeitenden Fläche zeigt

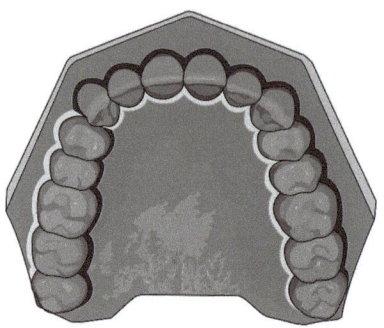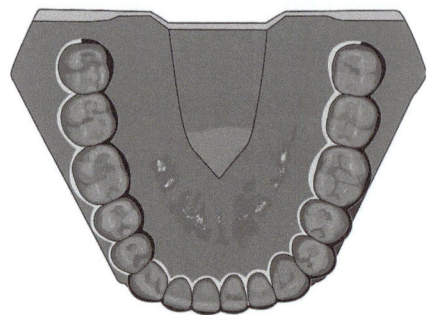

Abbildung 40: Auswahl der Scalerspitze: nach links gebogene Spitze (z. B. KaVo 61): 18–14 von bukkal; 13–28 von palatinal; 38–33 von bukkal; 43–48 von lingual; nach rechts gebogene Spitze (z. B. KaVo 62): 18–14 von palatinal; 13–28 von bukkal; 38–33 von lingual; 43–48 von bukkal

➢ **Angulation**

- Ziel

  - Schonung der Zahnhartsubstanz

- Vorgehen

  - Spitze parallel zur Wurzeloberfläche

  - Drehung in 2-Dimension für bessere Zugänglichkeit möglich

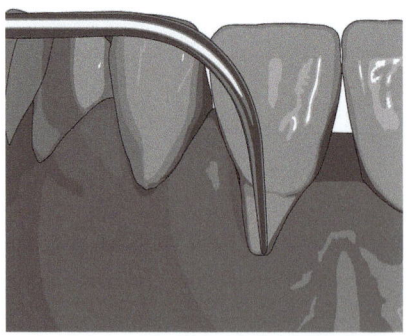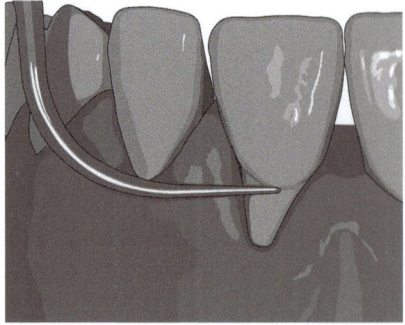

Abbildung 41: Angulation der Schallscalerspitze parallel zur Wurzeloberfläche Spitze in senkrechter oder horizontaler Anlagerung möglich

➢ **Systematik**

• Ziel

  - Effizientes Debridement aller Zahnflächen

  - Beachte: nur vorderes Ende der Scalerspitze (ca. 1-2 mm) aktiv am Abtrag beteiligt

• Vorgehen

  - Zahnflächen in imaginäre Säulen unterteilen

  - Säule für Säule in koronoapikaler Richtung reinigen

➢ **Bewegung der Scalerspitze**

• Ziel

  - Effizientes Debridement aller Zahnflächen

• Vorgehen

  - Zu Beginn wird eine sondierartige Bewegung des Arbeitsendes unter minimalem Kraftaufwand zur Erkundung von Morphologie und Dimension der Tasche durchgeführt.

  - Serpentinenartige, überlappende Bewegungen

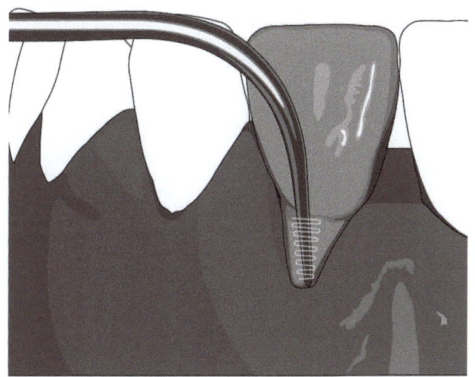

Abbildung 42: Serpentinenartige Bewegung der Schallscalerspitze

- Auf ausreichende Wasserkühlung achten, da die Schwingung der Instrumente zu Wärmebildung führt.

- Großen Sauger benutzen, um Aerosoldispersion zu reduzieren.
  → Reduktion des Infektionsrisikos

  Da die subgingivale Rauigkeit der Wurzeloberfläche die Heilung nicht zu beeinflussen scheint, ist nach heutigem Kenntnisstand ein Glätten der Wurzeloberfläche mit Handinstrumenten nach korrekter Schall- und Ultraschalltechnik nicht erforderlich.

> **Beeinflussung des Substanzabtrages durch**

- Angulation

- Anpressdruck

- Instrumentierungszeit

- Leistungseinstellung an der Geräteeinheit (in einem geringeren Ausmaß)

  Veränderung der Leistungseinstellung: Veränderung der Schwingungsamplitude (hohe Einstellung nur in Ausnahmefällen bei schwer zu entfernenden Konkrementen)

Kontrolle der Wurzeloberfläche nach Debridement

➤ **Vorgehen**

- Trockenblasen der Zahnoberfläche mit Luftpüster: Zahnstein erscheint kreidigweiß, insbesondere supragingivaler Zahnstein gut zu erkennen

- Abblasen der Gingiva mit Luftpüster: Kontrolle des koronalen Anteils der subgingivalen Wurzeloberfläche

- Ertasten von Unregelmäßigkeiten mit feiner Sonde (3A): insbesondere in tieferen Regionen

➤ **Differentialdiagnose**

- Überstehende Restaurationen

- Unterschuss einer Restauration

- Wurzelresorption

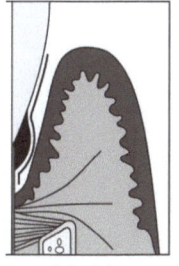 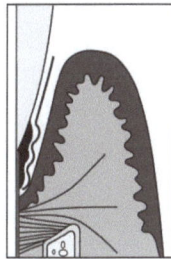 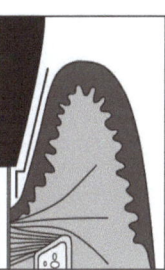 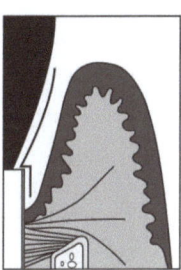 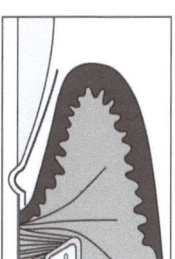

| Zahnstein | Zahnstein | überstehende Restauration | Unterschuß einer Restauration | Wurzelresorption |

Abbildung 43: Kontrolle der Wurzeloberfläche nach Debridement

Politur

> ➤ **Ziel**

   • Entfernung von extrinsischen Verfärbungen und Plaque

> ➤ **Methoden**

   • Polierkelch

   • Luft-Pulver-Wasserstrahlgerät

   Indikation:

   - Schwer zugängliche Bereiche

   - Starke extrinsische Verfärbungen

Politur mit Polierkelch

> ➤ **Instrumente**

   • Gummikelch

   • Polierpaste

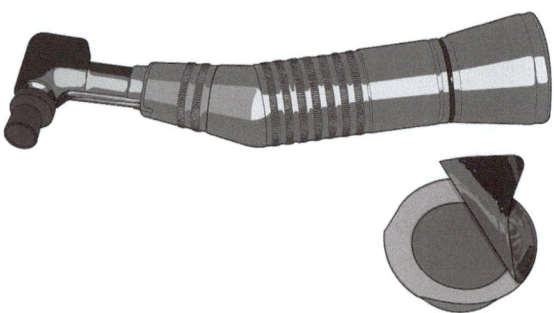

Abbildung 44: Polierkelch mit Paste

Vorgehen

- Gummikelch so an den Zahn ansetzten, dass sich der Kelchrand aufbiegt und dadurch den Interdentalraum und die koronalen Bereiche der parodontalen Tasche erreichen kann.

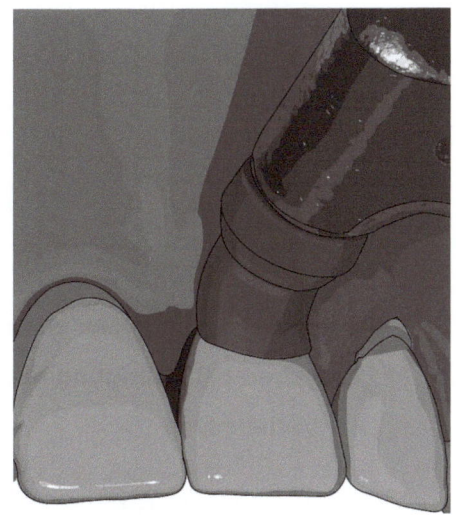

Abbildung 45: Adaptation des Polierkelchs

Politur mit Luft-Pulver-Wasserstrahl

Entfernung weicher Beläge und extrinsischer Verfärbungen durch hohen Druck von Luft-Pulver-Wasserstrahl auf die Zahnoberfläche

➢ **Instrumente**

- Luft-Pulver-Wasserstrahlgeräteeinheit
- Pulver

  - **Natriumbikarbonat**

    Ausschließlich für Reinigung von Zahnschmelz, da erheblicher Substanzabtrag an Dentin und Zement

  - **Glycin**

    Niedrigabrasiv

    Plaqueentfernung bis zu 3-5 mm subgingival

- Kleiner Speichelsauger
- Großer Absauger

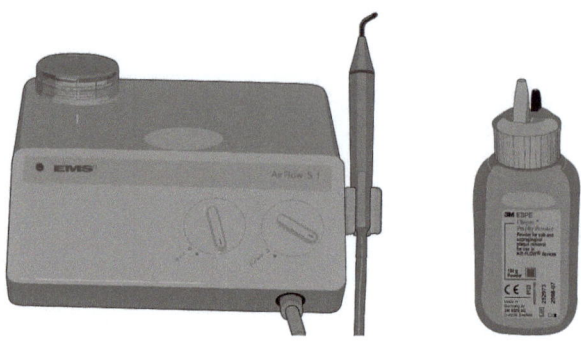

Abbildung 46: Luft-Pulver-Wasserstrahlgeräteeinheit und Pulver

➤ **Vorgehen bei Reinigung mit Natriumbikarbonat-Pulver**

- Vorbereitung

    - Patienten, die Kontaktlinsen tragen, sollten eine Schutzbrille aufsetzen

    - Einstellen des Luftdrucks:

    Je höher der Luftdruck, desto größer die Reinigungsleistung und desto niedriger der Poliereffekt

- Absaugen

    - Kleinen Speichelsauger so positionieren, dass unter der Zunge freigesaugt wird

    - Absaugen des abprallenden Luft-Pulvergemisches mit großer Absaugkanüle

- Arbeitstechnik

    - Düsenspitze im Abstand von 3-5 mm zur Zahnoberfläche

    - Düsenspitze nur auf Zahnschmelz richten

    Nie direkt auf das Zahnfleisch richten, da sonst Risiko einer Verletzung der Gingiva oder eines Emphysems

    Am Dentin führt das Gemisch zu einem zu hohen Substanzverlust.

    - Vom Sulkus bis zur Inzisalkante

- Winkel zwischen Düsenspitze und Zahnoberfläche 30-60°

  Je flacher der Winkel, desto größer die Fläche, die gereinigt wird

- Kleine kreisende Bewegungen

- Zum Abschluss der Behandlung alle Zahnflächen polieren: maximale Wasserzufuhr, geringer Luftdruck

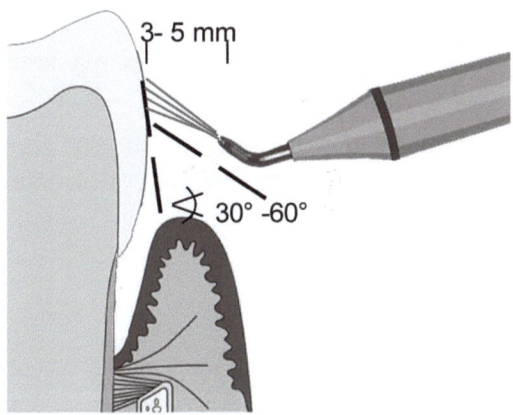

Abbildung 47: Angulation bei supragingivaler Reinigung mit Luft-Pulver-Wasserstrahl

- Nach der Behandlung

  - Mund mit Wasser ausspülen lassen

  - Fluoridierung

  - Patient darauf hinweisen, dass er für 2 –3 Stunden nach der Behandlung nicht rauchen und keine stark färbenden Lebensmittel oder Getränke (z. B. Kaffee, Tee) zu sich nehmen darf (die vor Verfärbung schützende Kutikula dentis bildet sich erst nach 2-3 Stunden).

> ## Vorgehen bei Reinigung mit Glycin-Pulver

zur Vorbereitung, Absaugen und Nachbehandlung siehe Reinigung mit Natriumbikarbonat-Pulver

- Arbeitstechnik

    - Düse an den Sulkusrand führen

    - Jede Fläche (vestibulär, mesial oral, distal) maximal 5 Sekunden strahlen

    - Für gleichmäßige Reinigung mit kreisenden Bewegungen und nicht punktuell strahlen

    - Winkel der Strahlendrüse 30°-60° zum Zahn, je kleiner der Winkel, desto tiefer dringt der Pulverstrahl in die Tasche

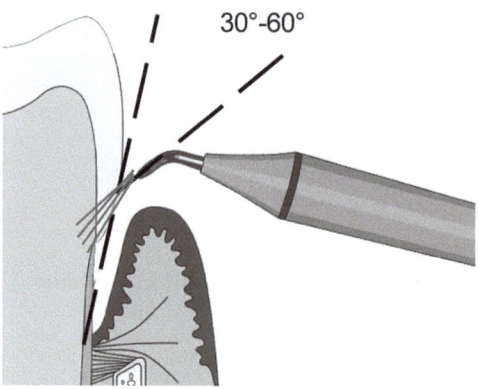

Abbildung 48: Angulation bei subgingivaler Reinigung mit niedrigabrasivem Pulver

> ## Kontraindikation

- Schwere Erkrankungen des Respirationstraktes

- Patienten mit einer infektiösen Erkrankung

- Natriumbikarbonat-Pulver auch bei Patienten mit natriumarmer Diät, Einnahme von Medikamenten, die den Salzhaushalt beeinflussen sowie bei Schwangeren

> ## Komplikationen

- Gingivaverletzungen

- Emphysem

Literatur

1. **Armitage GC.** Development of a classification system for periodontal diseases and conditions. *Ann.Periodontol.* 1999; 4: 1-6.

2. **O'Leary TJ, Drake RB, Naylor JE.** The plaque control record. *J.Periodontol.* 1972; 43: 38.

3. **Ainamo J, Bay I.** Problems and proposals for recording gingivitis and plaque. *Int.Dent.J* 1975; 25: 229-35.

4. **Hamp SE, Nyman S, Lindhe J.** Periodontal treatment of multirooted teeth. Results after 5 years. *J Clin.Periodontol* 1975; 2: 126-35.

5. **Lindhe J, Nyman S.** The role of occlusion in periodontal disease and the biological rationale for splinting in treatment of periodontitis. *Oral Sci.Rev.* 1977; 10: 11-43.

Weiterführende Literatur

1. **Newman NG, Takei NH, Klokkvold PR, Carranza FA.** Carranza´s Clinical Periodontology. 10th edition, Elsevier 2006

2. **Lindhe J, Karring T, Lang NP.** Clinical Periodontology and Implant Dentistry. 4th edition, Blackwell Munksgaard 2003

3. **Pattison GL, Pattison AM.** Periodontal Instrumentation: a Clinical Manual. 2nd edition, Prentice Hall 1992

Index

Aerosol................................34
Anamnese............................18
Arbeitshaltung......................19
Attachmentverlust......14, 15, 27, 29
Befund.................................
   klinischer.........................18, 21
   mikrobiologischer..................32
   röntgenologischer...............18, 31
Bleistiftgriff, modifizierter........44, 53
Blutung auf Sondierung....23, 25, 26
Debridement........18, 23, 33, 44, 57
Emphysem............................62
Furkation.............25, 28, 29, 31
Furkation.............................
   Sonde..............................28
Gingivitis.................11, 12, 13, 16
Handinstrumentation..34, 38, 48, 56
Handinstrumentation.................
   Abstützung.........................45
   Adaptation.........................46
   Angulation.........................47
Handinstrumente..................33, 35
   Schärfen...........................34, 38
Hyperplasie..........................12
Klinischer Befund....................18
Kürette...............................
   Arbeitsende........................36
   Fazialfläche........................36
   Gracey.............35, 36, 41, 44, 48
   Universal...........................35
Lokalanästhesie....................18, 33
Luft-Pulver-Wasserstrahl........58, 59
   Natriumbikarbonat.............59, 62
   niedrigabrasiv (Glycin)........59, 62
Maschinelles Debridement....52, 53, 55
Maschinelles Debridement..............
   Adaptation.........................53
   Angulation.........................54

Mikrobiologie........................18
Mobilität...........................25, 29
Mundhygiene......................18, 23
Parodontalchirurgie.................18
Parodontaler Screening Index18, 21
Parodontalstatus..................18, 25
Parodontitis.............11, 15, 16, 23
   aggressive.......................15, 32
   chronische.......................14, 32
   Therapie.........................11, 23
Plaque-Index......................18, 24
Polierkelch..........................58
Politur.........................33, 58, 59
Prävention...........................11
Reevaluation........................18
Rezession.............16, 23, 25, 27
Röntgen.............................31
Röntgenologischer Befund..........18
Scaler............................35, 36
Schallscaler...................33, 34, 52
Schärfen.............................34
Schleifstein.........................41
Schmelz-Zement-Grenze......27, 31
   Diskrepanz.........................31
Sitzposition.........................19
Sonde.........................24, 25, 26
   3A..................................24
   CP-11..............................25
   CP-12..............................27
   CP-15...........................25, 27
   Furkations-.........................28
   parodontale........................24
   WHO...............................21
Taschensondierungstiefe. 23, 25, 33
Therapieplanung.........18, 21, 25, 31
Ultraschallscaler..................33, 34
Unterstützende Parodontitistherapie
....18
Vorbehandelnde Maßnahmen......18
Zahnbeweglichkeit..................23
Zahnreinigung....................18, 35
Zahnstein...............23, 38, 51, 57